OBSERVATIONS
ANALYTIQUES ET MEDICINALES
SUR
LES EAUX MINÉRALES
DE LA
NOUVELLE FONTAINE
DE LA *VILLE* DE *SAINT - POL*,
NOMMÉE MIDELBOURG,

Par M. PIOT, *Conseiller du Roi, Médecin ordinaire de Sa Majesté pour les Analyses.*

A ARRAS,
De l'Imprimerie de GUY DELASABLONNIERE.

M. D. CC. LXXXI.

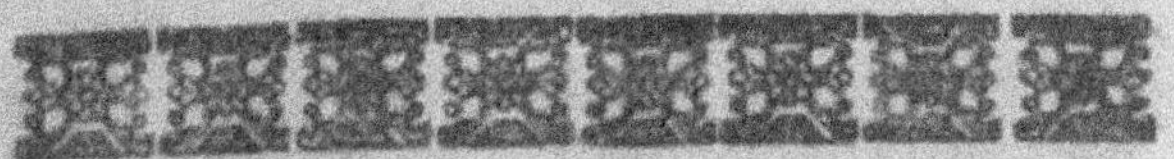

A MESSEIGNEURS,

MESSEIGNEURS

LES DEPUTE'S

GENERAUX ET ORDINAIRES

DES ETATS D'ARTOIS.

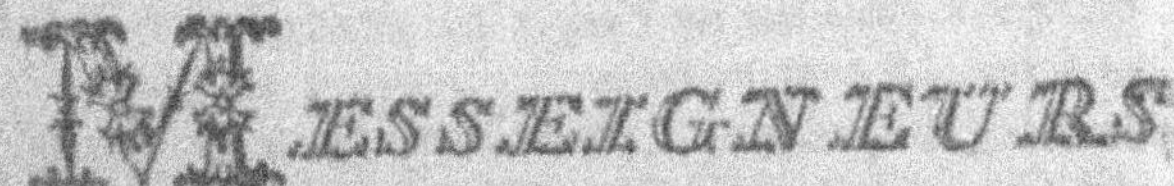

Le zèle qui vous anime pour l'intérêt de la Patrie, les traits de sagesse & de justice que vous faites éclater dans l'administration de la Province; & les moyens que vous prenez pour en assurer le bonheur, m'ont fait aspirer à l'avantage de lui être utile, par les opérations analytiques des Eaux Mi-

nérales de Saint-Pol. Persuadé de la protection que vous daignerez accorder à des travaux qui n'ont pour base que l'utilité publique, & qui ne sont éclairés que par le flambeau de la vérité, je crois devoir mettre sous vos yeux, Messeigneurs, le résultat des expériences que j'ai faites sur ces Eaux Minérales.

Ces Eaux opèrent tous les jours des cures surprenantes ; quelques-unes même tiennent du prodige. Leur vertu spécifique ne tardera pas d'être connue au loin ; elle a déjà été couronnée des plus grands succès, & les malades des Villes voisines qui en ont fait usage jusqu'à présent, en ont éprouvé les effets salutaires.

J'ose donc me flater, Messeigneurs, que vous me permettrez de Vous offrir un Ouvrage que je consacre à la conservation des Citoyens, & que je n'ai entrepris que pour un Peuple qui vous est cher & qui réclame la continuation des faveurs dont vous le comblez chaque jour. Dans cette douce & flateuse espérance, je me dirai, avec le plus profond respect,

MESSEIGNEURS,

Votre très-humble & très-obéissant Serviteur, PIOT, Médecin Ordinaire du Roi pour les Analyses.

OBSERVATIONS ANALYTIQUES ET MEDICINALES *SUR* LES EAUX MINÉRALES DE LA *NOUVELLE FONTAINE* DE LA *VILLE* DE SAINT-POL, NOMMÉE MIDELBOURG.

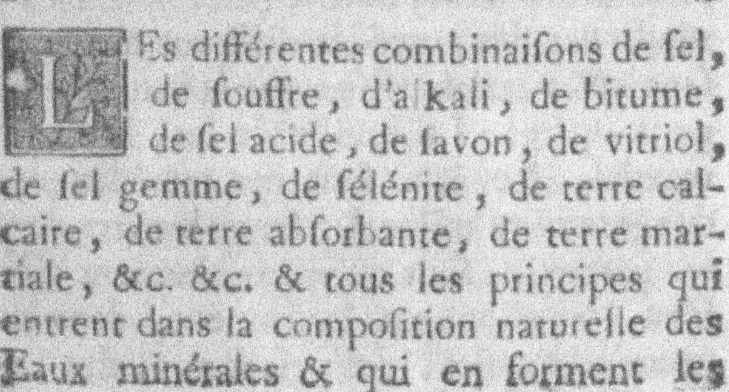

LEs différentes combinaisons de sel, de souffre, d'alkali, de bitume, de sel acide, de savon, de vitriol, de sel gemme, de sélénite, de terre calcaire, de terre absorbante, de terre martiale, &c. &c. & tous les principes qui entrent dans la composition naturelle des Eaux minérales & qui en forment les différens caractères, sont presque toujours inimitables. Le mars & les autres parties qui composent ces Eaux, ne peuvent produire seuls des effets aussi surprenans; c'est la combinaison de principes volatils singulièrement enchaînés par la nature avec leurs principes fixes, qui donne ce merveilleux, qui étonne tout le monde, dans les guérisons promptes qu'elles opèrent tous les jours. Les maladies les plus désespérées, & dans lesquelles les ressources de l'art ont été vainement épuisées, ont cédé à leur efficacité.

L'Être suprême a pu seul diriger la nature dans cette combinaison. Les plus habiles Chymistes, guidés par la Physique la plus éclairée, ne peuvent ordinairement parvenir à l'imitation parfaite des Eaux minérales; vainement se flateroient-ils d'y réussir par des procédés différens & variés, sans cette combinaison que la nature seule peut opérer. La rouille de fer, le vitriol martial, &c. &c. sont des remèdes plus dangereux qu'utiles. Le fer ou le mars, dont les parties ne sont qu'imparfaitement divisées, occasionnent & forment, dans les premières voies, des pesanteurs, des anxiétés, des nauſées, des vomiſſemens forcés, excités mal-à-propos & ſans beſoin; ce qui eſt toujours très-nuiſible à l'eſtomac, au foie, à la poitrine, & généralement à tous les viſcères du bas-ventre. Ces remèdes mal préparés, deſcendus dans les inteſtins, y cauſent des tiraillemens, peuvent même produire des obſtructions, au lieu de les détruire; diſtribués dans la maſſe ſanguine & lymphatique ils occaſionnent aux vaiſſeaux des tiraillemens très-incommodes & très-fatiguans, & s'arrêtant dans les vaiſſeaux capillaires, ils peuvent occaſionner la fièvre, comme nous l'avons obſervé une infinité de fois à Paris, à Verſailles & dans les Provinces.

L'Eau thermale & ſulfureuſe de Saint-Amand eſt la ſeule qui puiſſe être imitée par l'art, comme nous l'avons démontré, il y a environ trente ans, par des expériences qui, dans les mêmes procédés analytiques ſur ces Eaux & ſur celles compoſées par imitation, ont donné les mêmes réſultats & les mêmes principes. Les Boues ont été auſſi exactement imitées. Ces imitations exactes des Eaux de Saint-Amand [nous parlons de la Fontaine l'Evêque] ont été démontrées à St.-Amand & en l'Abbaye de Vicogne, où nous étions pour lors, accompagnés de M. Gosse, Médecin, Inspecteur des Eaux de St.-Amand, & de M. de Neuville, Docteur en Médecine, demeurant à la Bassée, qui ont bien voulu se prêter à nos opérations. Les mêmes imitations ont été démontrées à Paris, à Arras, & à St.-Pol, où nous sommes actuellement pour diriger les malades qu'on y envoie. Elles peuvent s'imiter par-tout ; ce qui est très-avantageux pour les Pauvres, auxquels l'indigence ne permet pas de prendre ces Eaux sur les lieux.

On peut comparer la composition de nos Eaux formées par la nature, au travail de l'Abeille infatiguable, qui va de fleurs en fleurs se charger de la matière précieuse, dont elle sépare les parties propres à former la cire, de celles qu'elle destine à la formation du miel, & qui nous offre ensuite ce dernier, non seulement comme un aliment doux, agréable & très sain, mais encore comme un des remèdes les plus simples & les plus sûrs dans beaucoup de maladies.

La nature, toujours sage & dirigée par son

son Auteur, conduit les Eaux simples de terre en terre, de minéral en minéral, de pyrite en pyrite, de pierre en pierre, de sel en sel. Là, elle décompose les uns; ici, elle se débarrasse sur d'autres de ce qui pourroit nuire à ses opérations, rendre les Eaux imparfaites ou trop pesantes; elle travaille à subtiliser leurs principes, à les rendre volatils & plus pénétrans, en les décomposant une infinité de fois, jusqu'à ce qu'elle soit satisfaite de son travail. Alors elle présente ses trésors à l'humanité, & paroît, par les marques extérieures qu'elle donne aux Eaux, piquer la curiosité du Physicien, & l'inviter à les analyser: voilà la formation des Eaux minéral en général.

Dans nos observations sur ces Eaux, nous nous bornerons, quant à présent, à rendre compte de leurs excellentes qualités, d'après le résultat des opérations analytiques que nous en avons faites & les cures dont nous avons été témoins.

I.

Avant de donner l'analyse des Eaux minérales de la nouvelle Fontaine de Saint-Pol, il est très-à-propos d'examiner scrupuleusement les terres & les pyrites sur lesquelles roulent ces Eaux.

TOUTES les terres circonvoisines de St. Pol sont ferrugineuses, & renferment dans leur sein une infinité de pyrites martiales & sulfureuses. Nous avons fait torréfier plusieurs de ces pyrites, qui ont répandu une odeur de souffre, très-désagréable, donnant à-peu-près l'odeur des Eaux de Bilasay. *

LES sables extraits à six pouces de profondeur ont donné, après leur lotion, 1°. les vrais principes du sel marin (quoiqu'en très-petite quantité) uni parfaitement à sa base; 2°. des parties séléniteuses exactement & entièrement séparées des autres parties; 3°. une terre absorbante, d'un genre singulier; 4°. une très-petite partie de terre calcaire, mais très-dure & unie à une terre martiale,

* Les Eaux de Bilasay sont à deux lieues de Thouars; M. l'Intendant du Poitou les a fait analyser.

qui a paru évidemment se précipiter d'elle-même, ne contenant plus aucun phlogistique. Il a été d'autant plus facile de s'en assurer, que l'aimant n'a attiré à lui aucune partie ferrugineuse. Ceux qui voudront en faire l'expérience, pourront, au défaut d'aimant, se servir de cire rouge à cacheter, frotée assez long-tems sur une étoffe de laine pour qu'elle soit échauffée.

Les lotions des sables ferrugineux, vraies matrices des pyrites & marcassites, nous ont donné un principe sulfureux & bitumieux toujours uni à une base alkaline, une terre calcaire, un certain principe fugitif, jusqu'à présent inconnu, & dont nous parlerons dans le Traité que nous nous proposons de donner.

Les résidus de ces lotions, examinés, ne nous ont donné, après plusieurs cristallisations imparfaites, qu'un magma ou masse informe, ou *coagulum*, qui représentoit constamment, d'un côté, le résidu des matières bitumineuses, sulfureuses, salines & savonneuses, combinées;

& de l'autre, le sel alkali savonneux surabondant, qui a toujours joué avec tous les acides minéraux & les acides végétaux concentrés, c'est-à-dire, que ces acides ont fait une effervescence très-visible avec ces résidus.

Nous avons fait pulvériser, en présence de MM. Locquet, Médecin, & Coffin, Apoticaire, plusieurs des Pyrites dont les terres voisines des eaux, sont chargées. Après plusieurs lotions, nous les avons fait torréfier. Ces pyrites, ainsi lavées, séparées, mondées, privées de toutes terres étrangeres le plus exactement qu'il a été possible, nous ont encore donné les vrais principes du mars ou du fer. Ce mars, extrait des pyrites, n'a perdu aucun de ses principes; il est resté dans son entier; il n'a point perdu de son phlogistique; il a été attiré par l'aimant.

Il résulte des premières opérations analytiques que nous avons faites à St. Pol le 13 Juin 1781, que ces eaux ne sont nullement vitrioliques, mais contiennent tout ce que nous avons annoncé lors de cette première analyse.

I I.

Le Public trouvera peut-être fort extraordinaire que ces Eaux produisent des effets opposés, en occasionnant la constipation aux uns, & le relâchement du ventre aux autres.

Mais il est facile à un Physicien, à un Médecin, d'expliquer ce phénomêne.

Si le malade qui fait usage des Eaux se trouve l'estomac rempli d'acides, si les sucs digestifs sont viciés par des crudités acescentes, les Eaux alkalines savonneuses, qui ne sont point laxatives par elles-mêmes, le deviennent nécessairement. Tous les Médecins connoissent le jeu des alkalis avec les acides. Ils savent que les absorbans alkalins & savonneux sont les remèdes les plus propres pour corriger les acides des sucs digestifs devenus acescens. L'effervescence des alkalis avec les acides forme nécessairement dans l'estomac un sel neutre; il ne tient plus ni de l'acide, ni de l'alkali, mais prend réellement la nature parfaite d'un ſel neutre androgin laxatif, & analogue aux ſels neutres ordinaires. On ne doit pas être ſurpris ſi dans cette circonſtance les Eaux de Saint-Pol deviennent laxatives; les eaux alkalines & ſavonneuſes formant un ſel neutre avec les acides contenus dans l'eſtomac, ſollicitent, légèrement, les glandes inteſtinales, leur font ſéparer une prodigieuſe quantité de *mucus* ou de ſéroſité inteſtinale, analogue à la ſalive, qui ſe ſépare des glandes ſalivaires quand on retient dans la bouche quelqu'un de ces ſels neutres.

La même choſe ſe paſſe dans les inteſtins d'après la formation du ſel neutre ſavonneux, qui ſollicite les glandes inteſtinales à leur prêter ce ſuc analogue à la ſalive.

Toutes les fois qu'il arrive une irritation légère dans les inteſtins, la tranſpiration ſenſible & inſenſible ſont diminuées; & il s'enſuit néceſſairement ou un flux d'urine, conſidérable, ou un relâchement du ventre.

Voilà l'effet ordinaire de tous les alkalis.

Tous les Médecins savent que les absorbans ont beaucoup moins d'activité que les alkalis savonneux.

S'il ne se trouve point d'acides dans l'estomac, les Eaux trouvant dans les premières voies une bile alcalescente, des sucs empireumatiques, sulfureux, nidoreux, les Eaux occasionnent la constipation, sur-tout si le malade étoit sujet, précédemment, à des indigestions sourdes * & fréquentes, avec des rapports fétides. Suivons en effet la distribution de nos Eaux avec leur vrai caractère. Nous avons dit & prouvé que nos Eaux sont alkalines: or quelle peut être l'action de nos Eaux (quand elles sont versées dans l'estomac & distribuées dans le canal intestinal) sur les résidus mal digérés & à demi pourris qui se trouvent renfermés dans l'estomac &

* J'appelle indigestions sourdes, celles qui n'ont été suivies d'aucune évacuation sensible par les vomissemens ou par un dévoiement.

dans les inteſtins? Les alimens mal digérés forment la vraie matière du ſel ammoniacal encore enchaîné avec ſa baſe. Tous les Phyſiciens ſavent que les ſels alkalins ſont les ſeuls propres à dégager l'alkali volatil de ſa baſe, & que cet alkali, débarraſſé de ſa baſe, & volatiliſé, eſt le plus puiſſant remède pour charrier à la peau toutes les ſéroſités ſurabondantes qui circulent dans la maſſe des humeurs, tant ſanguines, que lymphatiques.

Or ce puiſſant ſudorifique doit néceſſairement, en favoriſant une abondante tranſpiration, ſoit ſenſible, ſoit inſenſible, détourner des inteſtins cette humidité qui donne la facilité de lâcher le ventre. D'après ces obſervations il n'eſt ni extraordinaire, ni ſurprenant, que les Eaux minérales de Saint-Pol produiſent dans des ſujets différemment diſpoſés, des effets différens, & même oppoſés.

III.

Les Eaux Minérales de St. Pol nous ont paru avoir plus ou moins d'analogie

gie avec celles de Spa, de Seltz ou Selter, de Buſſan & de Forges. Elles reſſemblent à celles de Spa par leur ſubtilité extrême, puiſqu'elles ſont très-volatiles & que les principes fugitifs ſe diſſipent avec la même promptitude.

On ſait que des ſept Fontaines que poſſède Spa, la ſeule Fontaine du Pouhon a la propriété de retenir ſes principes volatils enchaînés avec ſes principes fixes, & en permet le tranſport au loin, en les conſervant très-long-tems & pendant des années.

Elles reſſemblent aux Eaux de Seltz en ce qu'elles contiennent pluſieurs de leurs principes, étant comme elles d'une extrême legèreté, ayant comme elles la propriété de s'allier au lait, dont elles empêchent la coagulation; elles ont de même la propriété de ne point décompoſer les vins, tant rouges que blancs, & d'améliorer leur qualité. Si on mêle un tiers de nos Eaux avec deux parties de Vin blanc ordinaire, elles lui donnent l'odeur & le goût de Vin de Grave; c'eſt ce que tout le monde peut éprouver. On peut par conséquent les employer dans presque tous les cas où les Eaux de Spa, de Seltz & de Bussan conviennent.

Elles ont également beaucoup d'analogie avec les Eaux de Forges; elles sont ferrugineuses comme celles-ci; elles contiennent le même mars, qui, en se précipitant, a perdu son phlogistique & n'est plus attirable par l'aimant; mais le mars dans nos Eaux y est beaucoup plus atténué & plus divisé; elles nous paroissent même avoir une espèce de supériorité sur elles, en ce qu'elles ne contiennent aucun acide vitriolique, qu'elles n'occasionnent jamais de vomissement ni de dévoiement considérable. Nous n'osons cependant point encore leur attribuer cette supériorité, & des observations multipliées & bien réfléchies pourront seules le vérifier. Ce que nous pouvons assurer positivement, c'est qu'elles peuvent aussi s'employer dans toutes les maladies où les eaux de Forges conviennent, comme nous essayerons de le prouver dans notre Traité complet sur les Eaux Minérales de St. Pol.

I V.

Il nous reste à parler des Maladies auxquelles nous croyons que ces Eaux peuvent convenir.

Mais, en attendant que nous puissions plus amplement nous étendre sur cet objet, nous nous contenterons d'indiquer, quant à présent, celles pour lesquelles ces Eaux nous ont paru avantageuses & celles dans lesquelles nous pensons qu'on doit s'en interdire l'usage.

Elles ont très-bien réussi dans l'hydropisie anasarque, la leucophlegmatie ou œdême universelle, dans l'enflure locale des extrémités, dans l'hydropisie ascite ou épanchement d'eau dans la capacité du bas-ventre; elles ont également réussi dans l'asthme humide, dans les obstructions, dans les dérangemens de l'estomac; elles rétablissent l'ordre des digestions; elles conviennent sur tout dans l'ictère ou épanchement bilieux, dans les vomissemens, dans les pertes, tant rouges que blanches, dans les maladies qui ſuccèdent aux couches vraies ou fauſſes, où le lait non évacué a été retenu en partie, ce qu'on appelle vulgairement *lait répandu* ou épanché, dans les douleurs de rhumatiſme ſimple ou goutteux, dans les fièvres intermittentes, dans les maux de tête invétérés, dont la cauſe eſt fournie par de mauvaiſes digeſtions, dans les engourdiſſemens & l'épaiſſiſſement général des humeurs, dans les ardeurs d'urine occaſionnées par un amas de glaires ou de gravier; ce qui eſt prouvé par pluſieurs Certificats rendus publics.

Nous n'avons garde de prétendre que ces eaux ſoient propres à toutes les maladies auxquelles l'humanité eſt expoſée.

Leur uſage doit être interdit dans les rétentions d'urine *; elles feroient autant de mal dans ce cas, qu'elles pro-

* Nous appellons rétention d'urine, la rétention d'une ſi grande quantité d'urine dans la veſſie, qu'elles y cauſent une tenſion douloureuſe, & occaſionnent, par leur poids & leur ſel ſur le col de la veſſie, une phlogoſe ou inflammation qui en empêche l'écoulement par le canal de l'urètre.

duiſent d'heureux effets dans leur ſuppreſſion *.

La veſſie étant extrêmement diſtendue par une trop grande quantité d'urine, des Eaux auſſi apéritives & auſſi diurétiques que les nôtres, qui provoquent & qui précipitent avec promptitude l'urine dans la veſſie déjà trop gorgée, augmenteroient le gonflement & la tenſion, &, par conſéquent, le danger.

Dans la ſuppreſſion, au contraire, des urines ſans fièvre, les effets de nos Eaux ſeront très-avantageux; puiſqu'elles favoriſeront le paſſage ou la filtration de l'urine dans les reins, les uretères & dans ſes routes ordinaires.

Elles doivent être pareillement interdites dans les fièvres continues, les crachemens de ſang & dans la toux ſèche; à moins que dans ce dernier cas ſeulement on ne les coupe avec le lait,

---

* Nous nommons ſuppreſſion d'urines, le défaut de leur filtration dans les calices des reins & dans les uretères.

ou que la toux ne ſoit hépatique.

V.

ENFIN nous croyons devoir indiquer & les ſaiſons où l'on peut prendre ces Eaux avec plus de ſuccès, & les remèdes qu'il convient d'employer en les prenant.

IL eſt ordinaire de prendre les Eaux ſur les lieux, dans le Printems & dans l'Été : ces deux ſaiſons conviennent mieux ; mais on pourroit en même-tems ſoûtenir avec fondement que les nouvelles Eaux découvertes en la Ville de St. Pol peuvent ſe prendre dans toutes les ſaiſons, même dans les froids les plus rigoureux, avec un peu d'attention de la part des Médecins. Leurs qualités particulières autoriſent à croire qu'elles ne peuvent être, dans cette ſaiſon, aucunement nuiſibles, & qu'on peut, ſur tout, en tenter l'uſage ſans aucun danger, dans les cas preſſans & lorſque toutes les reſſources de l'Art ont été épuiſées ; on pourroit en faire uſage, particulièrement, malgré la rigueur de la saison, dans les affections asthmatiques, par exemple; le malade attaqué de son paroxisme souffre considérablement dans l'Automne, sur tout quand cette maladie se trouve compliquée avec une affection goutteuse ou rhumatisante, ce qui arrive presque toujours : alors, après avoir employé prudemment les remèdes généraux qui conviennent à la maladie, si le paroxisme est rebelle & ne veut pas céder, le cas devenant très-urgent, on pourroit, sans hésiter, envoyer le malade aux Eaux.

Les Eaux de Spa, de Forges, de Seltz, de Bussan, ne se prennent dans tous les tems, que parce que souffrant le transport on peut les prendre chez soi; & si elles ne le souffroient point, les Médecins n'hésiteroient pas à les faire prendre sur les lieux aux malades qui y seroient transportables.

Quant au régime que doivent observer les malades & aux précautions qu'ils doivent prendre en arrivant aux Eaux & pendant l'usage qu'ils en feront, c'est aux Médecins qui les dirigent à leur prescrire ce qu'ils jugeront convenable, relativement aux différentes maladies & aux différentes circonstances de la situation des malades.

Nous les invitons, & nous leur serons redevables avec le Public, de vouloir bien vérifier nos Observations, & faire connoître, après avoir employé ces Eaux, dans quelles maladies & dans quels cas elles conviennent le plus.

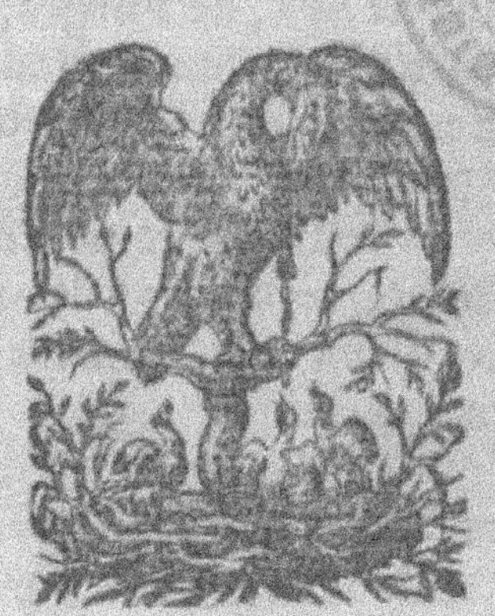

www.ingramcontent.com/pod-product-compliance
Ingram Content Group UK Ltd.
Pitfield, Milton Keynes, MK11 3LW, UK
UKHW022152260726
13993UKWH00005B/2318

9 782329 214764